J.H.S. Bean

RECHERCHES

SUR LA

CAUSE DES BRUITS ANORMAUX

DES ARTÈRES

ET

APPLICATION DE CES RECHERCHES

A L'ÉTUDE DE PLUSIEURS MALADIES,

ET PRINCIPALEMENT

DE LA CHLOROSE,

PAR M. BEAU, D. M.

Chef de clinique à l'hôpital de la Charité, Membre de la société anatomique.

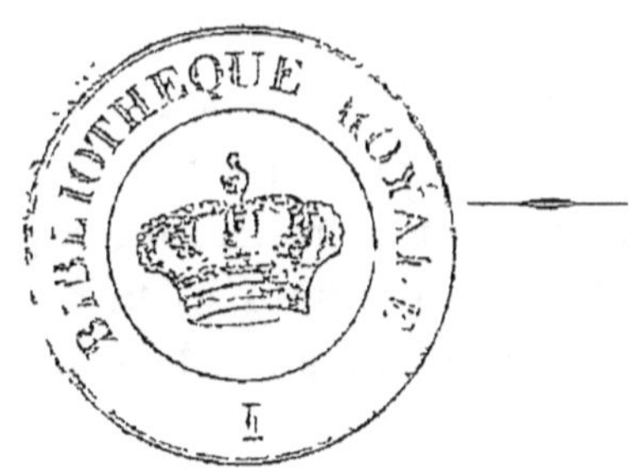

PARIS

IMPRIMERIE ET FONDERIE DE F. LOCQUIN ET COMP.
RUE NOTRE-DAME-DES-VICTOIRES, 16.

1838.

RECHERCHES

SUR LA

CAUSE DES BRUITS ANORMAUX

DES ARTÈRES.

La cause des bruits anormaux des artères a donné lieu, comme l'on sait, à plusieurs théories très différentes (1). Laënnec, qui les a décrits le premier, les attribuait au spasme des artères. Cette explication vitale d'un phénomène purement physique est regardée avec raison comme nulle et non avenue. Les médecins qui, depuis Laënnec, se sont le plus occupés de recherches à ce sujet, ont admis que ces bruits étaient le résultat du frémissement des parois artérielles, déterminé par le passage du sang ; mais ils ne sont pas d'accord sur la manière dont le sang opère ce frémissement. La plupart pensent justement avec M. le professeur Bouillaud que c'est par un frottement exagéré que l'ondée sanguine fait frémir la paroi artérielle ; seulement on n'a pas indiqué avec précision la condition première de ce frottement, et pourtant il me semble qu'elle était évidente dans les expériences principales que l'on a faites pour la trouver (2), et que tout le monde connaît. Je vais les rappeler en peu de mots.

1° On prend un tronc artériel et on l'adapte fixement à la canule d'un clyso-pompe. Si alors on pousse violemment beau-

---

(1) Ces théories sont consignées dans un mémoire de M. Corrigan (*Archives*, 1836), et surtout dans le *Compendium* de MM. Delaberge et Moncret.

(2) Celles de MM. Bouillaud, Piorry, etc.

coup de liquide dans le tube artériel, on obtient à chaque coup de piston, c'est à dire dans le moment que l'artère est le plus distendue, une vibration au doigt et à l'oreille, dont le degré d'intensité est en rapport avec la force du coup de piston et la distension du tube.

2° Si l'on pousse moins de liquide, l'artère est beaucoup moins distendue, et la vibration de la paroi n'existe plus. Seulement le tube artériel présente un soulèvement pulsatile à chaque coup de piston.

3° Sans augmenter l'étendue des coups de piston dont il vient d'être parlé dans l'expérience précédente, on peut encore reproduire les vibrations. Il faut pour cela exercer une pression sur le tube ; mais alors les vibrations n'existent que sur le point rétréci.

Il est clair, d'après ces expériences, que le frémissement vibratoire et le bruit qui l'accompagne sont produits par un frottement exagéré du liquide contre les parois du tube ; mais il n'est pas moins clair que la cause de ce frottement exagéré est la grande quantité de liquide relativement au calibre du tube qu'il est obligé de traverser, soit que ce défaut de proportion tienne à l'augmentation de l'ondée (expérience première), soit qu'il dépende d'une diminution de calibre dans un des points du tube (expérience troisième). Par conséquent, on doit conclure de ces expériences, que la condition nécessaire à la production des vibrations dans les tubes est une masse de liquide trop grande pour la capacité du vaisseau. Maintenant, faisons application de ces données à l'étude des bruits anormaux des artères, et voyons si la pathologie repoussera une formule que vient de nous révéler si clairement l'expérimentation.

Les bruits anormaux des artères se divisent naturellement en locaux et en généraux. Les premiers sont bornés à un point seulement du système artériel ; les autres sont liés à l'existence d'une affection qui permet de les entendre dans plusieurs artères à la fois. Les bruits locaux s'observent dans les cas de tumeur anévrysmale, d'anévrysme variqueux et de compression d'artère.

Tumeur anévrysmale. — Dans les anévrysmes artériels, on remarque que la partie de l'artère placée entre la tumeur et le système capillaire donne un pouls plus ou moins petit, tandis qu'au contraire il est développé dans la portion du tronc artériel placé entre le cœur et la tumeur. Il suit delà que le sang arrive facilement dans la tumeur, mais qu'il en sort difficilement; par conséquent, la capacité de la tumeur ne suffit pas à la quantité de sang qui la traverse. Il y a défaut de proportion entre le sang et la cavité de la tumeur; d'où le frémissement et le bruit.

Anévrysme variqueux. — Dans l'anévrysme variqueux le bruit se fait entendre vers le point de communication établi entre l'artère et la veine, et se continue de là sur le tronc veineux. Mais, dans ce cas, n'est-il pas évident que le calibre de la veine est distendu à l'excès par la somme du sang artériel et du veineux qui y affluent chacun en sens opposé?

Compression d'artères. — Le défaut de proportion entre l'abondance du sang et le calibre du vaisseau est aussi évident ici que dans les cas précédents. Seulement les circonstances conditionnelles n'en sont pas les mêmes. En effet, dans ces compressions, la disproportion ne tient pas à l'augmentation réelle du sang, mais bien à l'étroitesse accidentelle et locale du tube artériel. On obtient facilement cette disproportion et les bruits qui en dépendent, en appuyant le stéthoscope sur les artères superficielles. Le même résultat est pathologiquement produit par les tumeurs diverses qui se développent sur le trajet d'un tronc artériel. Il y avait dernièrement à la clinique de M. le professeur Fouquier une femme, affectée de cancer à l'estomac, chez qui la compression de l'aorte par la tumeur cancéreuse donnait lieu à un bruit de soufflet. M. Rufz (1) cite l'observation d'un goîtreux chez qui on produisait à volonté un bruit de soufflet dans les carotides, suivant la position qu'on lui faisait prendre. Ainsi, quand l'individu était couché sur le dos, que la thyroïde, par sa masse, comprimait le tronc carotidien, le bruit de soufflet était

---

(1) *Archives*, 1836, janvier, p. 30.

évident ; il était nul au contraire quand l'individu était debout, et que la carotide n'était plus comprimée. Mais le fait de ce genre le plus important, sans contredit, a·été publié par M. Bricheteau (1). C'est celui d'une femme qui mourut dans son service à l'hôpital Necker, après avoir présenté les signes principaux de la grossesse, et entre autres le bruit dit *placentaire* ou *utérin*. La femme morte, on se hâta de pratiquer l'opération césarienne ; mais, au lieu de trouver un enfant, on rencontra un kyste de l'ovaire. C'était la tumeur de ce kyste qui, en pressant sur l'artère iliaque, avait donné lieu à la production de ce bruit regardé jusqu'alors comme caractéristique de la grossesse. M. Bouillaud cite cette observation dans son traité des maladies du cœur (2), et la présente comme une objection puissante aux théories de MM. Kergaradec et Dubois, qui placent l'origine du bruit de soufflet de la grossesse, l'un dans les vaisseaux du placenta, l'autre dans ceux des parois utérines. Quelque grave que soit l'autorité des médecins que je viens de citer, il admet contre eux que ce bruit de soufflet dépend uniquement de la compression des artères iliaques par l'utérus développé, et cette opinion de M. Bouillaud est d'autant plus probable qu'il l'a en sus démontrée par l'expérience suivante. Chez une femme grosse, il a produit à volonté le bruit tantôt à gauche, tantôt à droite, en faisant mettre la femme dans une position telle que la matrice appuyât tantôt sur l'artère iliaque gauche, tantôt sur l'iliaque droite.

Le bruit de soufflet lié à l'existence de la grossesse rentre donc dans la classe des bruits produits par une compression d'artère, et dépend dès lors du même mécanisme. Remarquons en passant que les tumeurs productrices des bruits artériels jouent un double-rôle dans la manifestation de ces bruits. D'abord, leur pression sur les artères est la première condition de la disproportion qui produit le frémissement de la paroi artérielle, mais de plus, leur contact immédiat avec l'artère frémissante établit

---

(1) *Clinique de l'hôpital Necker*, p. 279.
(2) Tome I, p. 248.

entre celle-ci et l'oreille une série continue qui transmet les vibrations de l'une à l'autre, de la même manière qu'un stéthoscope. On sent dès lors combien il importe de distinguer le frémissement artériel du transport qui s'en fait à l'oreille ou du bruit. Nous aurons occasion de voir que le second suppose toujours le premier, mais que le premier peut exister sans le second.

Appliquons maintenant aux bruits artériels généraux la théorie qui vient de nous rendre compte des bruits locaux. Les maladies qui permettent d'entendre les bruits anormaux des artères dans plusieurs points du système artériel sont : l'insuffisance des valvules aortiques, la pléthore, l'hypochondrie, la chlorose, etc.

Insuffisance des valvules aortiques.—Les symptômes caractéristiques de cette *insuffisance* sont : 1° un bruit de soufflet au second temps du cœur, pouvant se prolonger jusqu'au premier temps exclusivement, dont le *summum* d'intensité est vis-à-vis des valvules aortiques ; 2° un bruit de soufflet des artères, isochrone au premier temps du cœur et à la dilatation artérielle. Quant aux caractères anatomiques, ils consistent, outre l'insuffisance aortique, dans une dilatation *active* du ventricule gauche. Or, ces détails se lient merveilleusement ensemble, au moyen de la théorie que nous avons exposée. En effet, le ventricule étant dilaté, la masse de liquide qui le remplit doit être plus considérable qu'à l'état normal, et cette ondée sanguine doit pénétrer tout entière dans le système artériel, puisque rien ne met obstacle à sa sortie du ventricule et que la contraction ventriculaire est énergique (1). Par conséquent, il y a défaut de proportion entre l'ondée sanguine exagérée et la capacité artérielle ; de là, cette vibration manifeste que l'on perçoit à chaque dilatation des artères.

Tous les auteurs qui ont écrit sur cette maladie, et notamment M. Corrigan qui l'a si bien décrite, font jouer un rôle

____

(1) Le choc du sang contre les parois artérielles est alors si violent, qu'il m'est arrivé quelquefois d'entendre à distance celui qui a lieu dans les artères superficielles.

direct à l'insuffisance aortique dans la production des bruits anormaux, en disant qu'ils sont déterminés par le mouvement rétrograde du sang qui rentre dans le ventricule gauche. Mais pour cela il faudrait que ces bruits s'entendissent après la dilatation artérielle ; or nous avons vu qu'ils s'entendent dans le moment même de cette dilatation (1). *L'insuffisance* n'a donc pas une influence directe sur les bruits anormaux artériels, elle n'a avec eux que des rapports de causalité éloignés. Voici, je pense, comment il faut les concevoir. *L'insuffisance* aortique permettant au sang de rentrer dans le ventricule immédiatement après en être sorti, il s'ensuit que la cavité ventriculaire n'est pas vide quand y arrive l'ondée sanguine lancée par l'oreillette. De cette manière, il y a un moment où le ventricule gauche est distendu outre mesure, parce que le sang s'y est introduit par les deux orifices opposés ; et cette distension exagérée se répétant à chaque contraction de l'oreillette, il se fait bientôt une dilatation active de la cavité ventriculaire. Il est facile de voir par là que *l'insuffisance* détermine les bruits artériels médiatement, c'est à dire au moyen de l'augmentation de l'ondée et de la dilatation ventriculaire ; et si les bruits artériels ne s'entendent pas dans tous les cas de dilatations, c'est qu'il y a souvent comme complication et cause de ces dilatations, ou un rétrécissement d'orifice qui met obstacle à la libre entrée du sang dans les artères, ou bien une adhérence du péricarde qui agit de même en gênant les contractions du cœur. Cela est si vrai, que lorsque *l'insuffisance* aortique coïncide avec un rétrécissement du même orifice, les bruits artériels n'existent plus, parce qu'alors l'ondée sanguine ne pénètre pas complètement dans les artères. Je renvoie sur ce sujet à la thèse de M. Aristide Guyot, qui a bien distingué cette variété de *l'insuffisance.*

---

(1) Ce fait de l'existence des bruits artériels pendant que l'artère est violemment distendue par le sang qui la pénètre, est une objection à l'opinion de M. Corrigan, *que les artères ne peuvent produire des bruits anormaux que lorsque leurs parois sont dans un état de flaccidité et de relâchement.*

Mais, objectera-t-on, si l'*insuffisance* ne produit pas par elle-même les bruits artériels, comment alors expliquer ce bruit de souffle qui existe au niveau de l'orifice aortique, qui est isochrone au second temps du cœur, et partant à la systole artérielle ? Je réponds qu'effectivement ce bruit est produit directement par la rentrée du sang aortique dans le ventricule à travers l'orifice *insuffisant*. Mais je ferai remarquer qu'il n'est produit que par cet orifice seul, et qu'il ne résulte nullement du frottement rétrograde du sang contre les parois de l'aorte ascendante, comme on le prétend. Je pense, en un mot, que ce n'est pas un bruit artériel proprement dit, mais bien un bruit du cœur dont il sera question dans un autre travail ; et en cela je me fonde sur la considération suivante : c'est que le bruit de soufflet dont il s'agit a toujours son *summum* d'intensité vis-à-vis de l'orifice aortique, et que de là dans tous les sens il va en s'affaiblissant. Or, s'il provenait de l'aorte, n'existerait-il pas tout le long de ce vaisseau, et avec une égale intensité ?

Les bruits artériels de l'*insuffisance* présentent une difficulté qui paraît assez embarrassante au premier coup d'œil, c'est qu'ils n'existent pas sur tous les troncs artériels. Pour expliquer ce fait, rappelons-nous la distinction établie entre la vibration artérielle et son transport à l'oreille ou le bruit. Ainsi, l'ondée sanguine exagérée de l'*insuffisance* produit des vibrations dans les principaux troncs où elle pénètre, mais on ne les perçoit pas également partout. Il n'est donné de les obtenir que là où l'on peut établir une série continue entre l'artère vibrante et l'oreille ; et il faut pour cela que les artères soient superficielles comme la carotide, la sous-clavière, la crurale, l'humérale, etc., ou bien qu'elles soient accessibles au stéthoscope, quoique profondes, comme l'aorte ventrale lorsque l'abdomen est aplati.

Toutefois, il ne faudrait pas croire que la plus ou moins grande perfection de continuité vibratile soit l'unique cause des différences d'intensité que présentent les bruits d'artères différentes. La carotide, par exemple, donne des bruits plus marqués que la crurale ; et, comme ces deux artères sont également superficielles, on ne peut pas expliquer cette différence de bruits par une transmission inégale des vibrations artérielles ; il faut nécessairement que les vibrations soient elles-mêmes plus marquées dans un tronc que dans l'autre. Mais alors comment se rendre compte de cette inégalité de vibrations ? Si notre théorie est vraie, cela doit tenir à ce que la disproportion qui les produit est plus grande à la carotide qu'à la crurale. Or, ce fait auquel nous arrivons ainsi par voie d'induction est un point des plus positifs de la physiologie. On sait effectivement que le système artériel augmente de capacité à mesure que l'on s'éloigne du cœur, et c'est pour cela qu'on le compare avec raison à un cône dont le sommet est à l'orifice aortique et la base au système capillaire. Il suit de là que l'ondée sanguine lancée dans le système artériel passe successivement d'un endroit plus étroit à un endroit plus large, et que si elle est trop grande relativement aux vaisseaux qu'elle parcourt, ce défaut de proportion doit aller en s'affaiblissant, à mesure que l'ondée s'éloigne du cœur. Il est donc tout naturel que la carotide, placée plus près du sommet du cône artériel que la crurale, soit proportionnellement plus distendue qu'elle, et voilà pourquoi dans l'*insuffisance* la première donne plus de vibrations et des battements plus forts que la seconde.

Ainsi donc, défaut de proportion entre le sang et l'artère, allant en diminuant du cœur au système capillaire ; position superficielle ou profonde des artères frémissantes ; telles sont les deux principales circonstances à l'aide desquelles on se rend le mieux compte des grandes différences que présentent dans l'*insuffisance* les troncs artériels envisagés sous le rapport des bruits anormaux. Nous aurons plus tard l'occasion d'examiner jusqu'à quel point ces deux lois sont applicables aux bruits artériels des maladies qui nous restent à passer en revue. Voyons auparavant si nous retrouvons dans ces maladies la condition première des bruits, c'est à dire un sang trop abondant pour le calibre des vaisseaux.

Pléthore. — Personne ne contestera, je pense, l'existence de cette première condition des bruits dans la pléthore ; car la pléthore consiste en une surabondance de sang, que démontrent des symptômes les plus tranchés, tels que la plénitude du pouls, les éblouissements, les tintements d'oreilles, les vertiges, la céphalalgie, la dyspnée, les battements du cœur, etc. Ces symptômes pléthoriques se rencontrent habituellement chez certaines personnes d'un tempérament sanguin très prononcé. Mais le plus souvent on les observe accidentellement dans certaines affections accompagnées d'une vive réaction, et particulièrement dans le stade de chaleur des fièvres intermittentes, avant l'éruption et pendant la suppuration de la variole, etc. Dans tous ces cas, on peut annoncer d'avance l'existence des bruits artériels à la grande intensité des symptômes et surtout à la plénitude extrême du pouls.

Hypochondrie. — Je n'ai eu que deux fois seulement l'occasion d'observer les bruits artériels dans des attaques d'hypochondrie. Les individus affectés étaient deux hommes adultes, et ils exprimaient avec énergie et exagération les souffrances qu'ils enduraient. C'étaient en effet des étourdissements, des éclairs devant les yeux, des coups de marteau, des détonations dans la tête, des étouffements, du bouillonnement dans le sang, etc..., auxquels symptômes se joignait une plénitude insolite du pouls avec rougeur de la face. Une fois l'attaque passée, le pouls retombait à son volume ordinaire, et les bruits artériels n'existaient plus. A part l'expression figurée des symptômes précédents, on voit qu'ils ressemblent trait pour trait à ceux de la pléthore. Il n'est donc pas irrationnel d'admettre qu'ils étaient produits par une surabondance de la masse sanguine (1).

___

(1) Beaucoup de personnes refuseront d'admettre la pléthore dans cette forme d'hypochondrie ainsi que dans le stade de chaleur des fièvres, parce qu'elles ne concevront pas que la quantité de sang puisse augmenter d'une manière si passagère. Je ne tiens pas ici à démontrer rigoureusement que dans ces cas-là toute la masse sanguine est réellement augmentée ; mais j'insiste seulement sur ce point, c'est que les affections précitées m'ont présenté une plénitude anormale passagère des artères superficielles :

Chlorose. — On se demande avec étonnement pourquoi le célèbre inventeur de l'auscultation ne nomme pas la chlorose à propos de l'histoire des bruits anormaux des artères, tandis qu'il y mentionne l'hypochondrie, qui est une affection bien plus rare que la précédente. Cependant il n'est guère croyable que Laënnec n'ait pas entendu les bruits de la chlorose. On doit plutôt admettre qu'étant aveuglé par la théorie vitale, qu'il s'était faite de ces bruits, il ait rattaché aux maladies spasmodiques, hypochondriaques, les chloroses les mieux caractérisées, par cela seul qu'elles lui présentaient ce prétendu spasme des artères. Cette substitution aurait été d'autant plus facile que la chlorose et l'hypochondrie ont entre elles de grands points de ressemblance, et elle seule permettrait de comprendre pourquoi Laënnec a tant soin de noter que les bruits d'artères s'entendent particulièrement chez les *jeunes hypochondriaques* (1). Quoi qu'il en soit de cette manière de voir, qui n'est pas tout-à-fait invraisemblable, je m'empresse de reconnaître que c'est à M. Bouillaud qu'est due la belle découverte des bruits artériels symptomatiques de la chlorose.

Ces bruits ont une grande importance, non seulement comme signe, mais encore comme moyen d'arriver à une connaissance plus approfondie de la chlorose. Car toutes les fois qu'un phénomène physique est lié à l'existence d'une maladie, et qu'on l'explique justement, il est impossible qu'il n'en rejaillisse pas une certaine lumière sur la nature de l'affection qui le produit. Sous ce rapport, les bruits chlorotiques ont été d'une stérilité complète, et cela n'a rien d'étonnant, si, comme on le verra, l'explication qu'on en a donnée n'est plus admissible.

On doit s'attendre à trouver ici en défaut la théorie que nous avons appliquée si heureusement aux maladies précédentes. Est-il possible en effet de se rendre compte des bruits chlorotiques

j'en ai conclu qu'il y avait dans ces artères une surabondance passagère de sang, et dès-lors se trouvait expliqué conséquemment à ma théorie, le bruit anormal passager que ces artères faisaient entendre.

(1) *Traité d'auscultation*, 1826, t. II, p. 764.

par une surabondance de sang, quand il est convenu que dans la chlorose il y a diminution de la masse sanguine ou *anémie ?* J'avoue que cette difficulté m'a long-temps arrêté ; mais, à la fin, persuadé de la vérité du mode de production des bruits artériels tel que nous l'avons exposé, j'ai pris parti pour la physique contre la pathologie, et j'ai osé mettre en question l'*anémie* de la chlorose, en me demandant si cette affection n'était pas plutôt déterminée par une exubérance que par une diminution de la masse sanguine. Une fois ce doute bien posé, je n'ai pas tardé de voir que cette supposition n'avait rien d'invraisemblable ; car on sait que beaucoup de symptômes de la chlorose se rapportent à la pléthore, tels que les éblouissements, les tintements d'oreilles, les vertiges, la céphalalgie, la dyspnée, les battements du cœur, la turgescence de la face, etc. Il est vrai qu'en outre de ces symptômes pléthoriques, il y en a d'autres qui semblent résulter particulièrement de l'*anémie,* je veux dire la langueur, la pâleur, et l'arrêt de la nutrition ; mais n'est-il pas plus naturel de les faire dépendre de l'appauvrissement des qualités nutritives du sang qui, chez les chlorotiques, est décoloré, et contient une grande proportion de sérosité.

On doit sentir que cette opinion d'une apparence aussi paradoxale sur l'état du sang dans la chlorose ne pouvait pas se produire sans être appuyée de preuves positives et irrécusables ; j'en ai donc cherché avec persévérance sur tous les cas qui se sont offerts à moi, et j'ai été assez heureux pour trouver un fait général qui m'a définitivement convaincu. Le voici : *dans* toute *chlorose bien confirmée, c'est-à-dire accompagnée des bruits artériels, les artères présentent un volume qui est en rapport avec l'intensité de la chlorose et des bruits ; ce volume diminue quand la chlorose guérit et que les bruits disparaissent.*

Ce fait parle assez haut, sans qu'il soit besoin de le commenter ; il est seulement étonnant qu'on ne l'ait pas observé plus tôt, et qu'on ait dit que chez les chlorotiques le pouls était petit. Il est petit effectivement si on le compare à ces pouls d'un développement extrême que l'on observe quelquefois ; et cela doit être, puisque les artères d'une jeune fille ont en général un petit calibre ; mais il est notablement plein relativement au volume qu'il a en état de santé sur la même personne. Outre ce défaut de comparaison du pouls des chlorotiques pendant et après la maladie, une autre circonstance a pu faire croire encore à sa petitesse, c'est qu'il est mou et qu'il fuit sous le doigt. Il est mou parce que le sang est aqueux, et qu'il est chassé mollement par le cœur dont la stimulation est insuffisante ; mais il est plein et développé, parce que le sang, bien que séreux, est en quantité surabondante.

Boerhaave est le seul, à ma connaissance, qui ait émis sur la chlorose des idées analogues à celles qui viennent d'être exposées. Cet auteur y arrive en partant d'une hypothèse assez obscure sur la manière dont la croissance se fait, et de laquelle il résulterait que la chlorose est la conséquence nécessaire de l'arrêt de la croissance. « Chez une jeune fille, dit-il, arrivée à » son dernier état d'accroissement, les fluides sont en excès » sur les solides ; leur mouvement se retarde, car la masse à » mouvoir est augmentée, et la force mouvante est la même. Le » corps devient bientôt inactif ; la jeune fille est plus tuméfiée et » plus pâle, car, à vrai dire, elle ne perd pas la partie rouge de » son sang, mais elle acquiert plus de partie blanche qu'il n'en » faut proportionnellement à la partie rouge (1). » Ce passage indique clairement que, pour Boerhaave, la chlorose réside dans une surabondance de sang séreux ; mais cette idée est tellement dénuée de preuves positives, elle est si défigurée par le raisonnement défectueux auquel elle sert de conséquence, qu'il n'est pas étonnant qu'elle ait été négligée comme une de ces subtilités mécaniques dans lesquelles le célèbre professeur se complaisait tant.

Les bruits artériels s'entendent aussi dans des affections semblables à la chlorose, et qui semblent *anémiques* par excellence. C'est ainsi qu'on les observe souvent chez les personnes

---

(1) *De morbis nervorum*, t. I, p. 158.

affectées habituellement de flux sanguin, chez les individus qui ont été beaucoup saignés. Eh bien, dans tous ces cas-là, les bruits artériels coïncident avec une plénitude insolite du pouls, et quand celui-ci diminue, les autres disparaissent. C'est un fait facile à vérifier, quelque inconcevable qu'il soit. Ajoutons qu'ici, comme dans la chlorose, la mollesse se joint à la plénitude du pouls, parce que le sang est en même temps séreux et surabondant (1).

Il serait sans doute fort important de rechercher comment il se fait que le sang soit ainsi altéré dans sa quantité et sa qualité. Mais c'est là, je pense, un problème de chimie vivante qui ne sera pas de long-temps résolu. Qu'il nous suffise pour le moment de savoir que cette *polyémie* séreuse existe ; qu'elle est aussi certaine que la pléthore proprement dite, dont personne ne doute ; et ajoutons qu'elle n'est pas plus incompréhensible que cette dernière (2).

La *polyémie* séreuse, ainsi démontrée comme cause de la chlorose et des symptômes chlorotiques qui se développent après les évacuations sanguines répétées, me paraît devoir éclairer la na-

---

(1) J'ai voulu savoir jusqu'à quel point il était possible d'entendre les bruits anormaux des artères chez les chiens qui ont été saignés. Pour cela, j'ai ausculté, de concert avec M. Cazalis, préparateur au collège de France, des chiens qui avaient servi aux expériences de M. Magendie, et qui avaient subi depuis peu des pertes de sang abondantes. J'ai entendu effectivement des bruits intenses accompagnés de frémissement ; mais je n'ai pas tardé à voir que ces bruits répandus sur tous les points du corps étaient le résultat du frisson causé à ces animaux intelligents par la peur d'être soumis à quelque nouvelle opération. Je pense donc que l'analogie seule doit nous faire admettre que chez les chiens il se produit des bruits artériels après les saignées. A-t-on bien distingué ces bruits du frisson dans les expériences que l'on a faites sur ce sujet? On doit peut-être en douter, si l'on pense qu'il n'est fait aucune mention du frisson.

(2) Je saisis avec empressement l'occasion d'atténuer *l'étrangeté* des idées précédentes et de montrer qu'elles ont déjà été envisagées, en produisant les titres des dissertations suivantes indiquées dans Ploucquet, à l'article *Pléthore*. Berner, *De Plethorâ cum cacochymiâ complicatâ.* — Gœlicke, *De cacochymiâ plethoræ pedisequâ.* — De Buchner, *De Crebriore sanguinis missione fecundâ plethoræ genitrice.*

ture de l'œdème que l'on observe dans ces affections. On sait que cette variété d'œdème est reléguée dans la classe obscure des hydropisies par *cachexie*. Mais comme les faits cliniques de Stoll et les expériences de M. Magendie nous ont appris qu'il y avait des hydropisies *pléthoriques*, c'est à dire produites par la transsudation du sérum du sang hors des parois vasculaires trop fortement distendues, il est tout naturel que l'œdème, dont il s'agit ici, vienne renforcer un genre d'hydropisie si positivement déterminé. Remarquons que cet œdème *chlorotique* serait favorisé par une double circonstance, d'abord par la distension des vaisseaux, comme nous venons de le dire, et ensuite par l'état séreux du sang qui permettrait une transsudation facile.

J'ai observé accidentellement les bruits artériels dans des affections autres que celles dont il vient d'être question, et sans qu'il y eût des émissions sanguines antécédentes. C'est ainsi que des individus affectés de colique de plomb, d'engorgement de la rate, etc., me les ont présentés d'une manière manifeste ; et *toutes les fois que les bruits existaient, le pouls était à son* summum *de plénitude* (1). Je dirai, à cette occasion, que je regrette vivement de n'avoir pas été à même de voir des scorbutiques. Plusieurs symptômes du scorbut, tels que le gonflement de la face, les vertiges, la dyspnée, les palpitations, la syncope, l'œdème, l'absence de petitesse du pouls, etc., sont des phénomènes qui avaient porté Ettmuller à regarder cette maladie comme un degré avancé de l'hypochondrie, et qui me font préjuger que chez les scorbutiques le sang est surabondant en même temps qu'altéré dans sa composition. Bien entendu que si cette supposition est vraie, les bruits artériels doivent être liés à l'existence du scorbut comme à celle de la chlorose. Mais, je le répète, cette manière de voir doit être considérée comme une opinion pure et simple jusqu'à ce qu'elle soit confirmée par l'observation (2).

____

(1) L'idée ne m'est pas venue de rechercher ces bruits chez les femmes à l'époque menstruelle. Leur présence, dans ce cas, a été constatée par M. le docteur Vernois. (*Thèse*, 1837, n° 478.)

(2) Je viens d'apprendre que cette vérification a été faite. M. le docteur

Après avoir ainsi terminé les inductions fournies par les bruits artériels à l'étude des maladies qui les font entendre, revenons sur ces bruits en eux-mêmes, et comparons-les avec ceux de l'*insuffisance* que nous connaissons déjà. La chose sera d'autant plus facile, que les bruits dépendants de la pléthore, de l'hypochondrie, de la chlorose, etc., se ressemblent tous ; c'est pour cela que nous les confondrons sous le nom de bruits *pléthoriques*. Il y a entre ces bruits et ceux de l'*insuffisance* des similitudes et des différences.

Les bruits *pléthoriques* ressemblent à ceux de l'*insuffisance*, 1° en ce qu'ils ne sont perçus que sur les artères accessibles au stéthoscope ; 2° en ce que leur intensité est d'autant plus forte que les artères sont plus voisines du cœur. Nous ne reproduirons pas l'explication de ces deux circonstances que nous avons donnée à l'occasion de l'*insuffisance*, et qui se représente la même ici. Voilà pour les similitudes ; les différences ont trait à l'intensité et au rhythme.

Les bruits de l'*insuffisance* sont forts, râpeux, accompagnés de frémissements vibratoires que le toucher perçoit d'une manière très marquée. Les bruits *pléthoriques* sont moins vibrants, moins râpeux ; le frémissement qui les accompagne est léger, mais il existe manifestement. On le sent en appuyant légèrement le doigt sur la naissance de la carotide (1). Cette différence d'intensité entre les bruits de l'*insuffisance* et de la *polyémie* s'explique très bien, si l'on pense que dans la *polyémie* le volume de l'ondée sanguine n'est jamais égal à celui qu'elle a dans l'*insuffisance*, où l'on rencontre, comme complication presque nécessaire, une dilatation considérable du ventricule gauche. Remarquons encore, par suite de cette différence du volume de l'ondée, que dans l'*insuffisance* les bruits s'entendent dans toutes les

---

Jacquemier, ancien interne à la Salpétrière, m'a dit avoir entendu les bruits artériels, dits *de diable*, chez les aliénés scorbutiques de cet établissement.

(1) Ce fait a été déjà signalé par M. Raciborski. (*Précis du diagnostic*, p. 663.)

artères d'un certain volume accessibles au stéthoscope, parce que la disproportion qui les produit, bien que diminuant avec eux du sommet à la base du *cône* artériel, est primitivement trop grande pour diminuer au point de disparaître complètement ; tandis que dans la *polyémie* cette disproportion, étant beaucoup moindre, cesse bientôt d'exister, à mesure que l'ondée s'éloigne du cœur. C'est pour cela que les bruits *pléthoriques* peuvent s'entendre dans les carotides (1), sans exister aux crurales, et que toutes les fois qu'ils existent aux crurales, on doit s'attendre à les retrouver aux carotides (Andral).

Quant au rhythme, voici les particularités que présentent les bruits artériels. Dans l'*insuffisance*, ils sont toujours intermittents, et s'entendent à chaque dilatation artérielle. Dans la *polyémie*, ils se présentent quelquefois avec ce caractère ; d'autres fois ils s'entendent pendant et après la dilatation artérielle ; enfin, le plus souvent, ils se prolongent d'une manière continue avec ou sans redoublement d'intensité à chaque dilatation des artères.

On conçoit très bien pourquoi les bruits s'entendent à chaque dilatation artérielle. Il est évident qu'alors ils sont dus au frottement qu'exerce l'ondée sanguine contre les parois artérielles, lorsqu'elle y est lancée par la contraction du ventricule. Mais il est plus difficile de s'expliquer comment les bruits peuvent se produire hors le temps de la dilatation de l'artère, et par conséquent sans l'influence contractile du ventricule. Cependant, comme ce mode de production des bruits n'existe que dans la *polyémie*, et qu'il est étranger à l'*insuffisance*, on peut encore espérer d'en trouver la raison, en comparant l'une à l'autre ces deux affections.

Rappelons-nous que dans l'*insuffisance* il y a deux sortes de bruits, l'un artériel, l'autre valvulaire. Le premier a pour moteur la contraction du ventricule, le second est dû à l'élasticité de l'aorte ; et ils alternent ensemble, parce que le resserrement con-

---

(1) Si les bruits carotidiens s'entendent mieux à droite qu'à gauche, cela tient à ce que la carotide droite est plus superficielle que la gauche.

tractile du cœur et le resserrement élastique de l'aorte se suc-
cèdent l'un à l'autre dans un ordre parfait. Remarquons de plus
que le volume exagéré de l'ondée, si nécessaire à la production du
bruit artériel, n'est pas moins nécessaire à la production du
bruit valvulaire. Car plus l'aorte sera dilatée, plus son resserrement sera considérable, plus le sang refoulé sera abondant, plus
par conséquent sera intense la vibration produite par le reflux du
sang dans le ventricule à travers l'orifice *insuffisant*.

Dans la *polyémie* où il y a aussi exagération de l'ondée sanguine, les choses doivent se passer à peu près de même, c'est-à-
dire que l'aorte ascendante, fortement dilatée par la quantité surabondante de sang qui a pénétré dans son intérieur, doit, aussitôt
après la contraction du ventricule, réagir par son élasticité sur
le sang qui la distend, et le refouler quelque part. Mais, comme
ici les valvules aortiques remplissent exactement leurs fonctions,
le sang aortique ne peut pas rentrer dans le ventricule ; il est
donc obligé de remonter dans les troncs voisins, la carotide et
la sous-clavière. De cette manière, il se fait un double passage
de sang dans ces vaisseaux : le premier, abondant, marqué par
un soulèvement très sensible à la vue, isochrone à la contraction du ventricule et produit par elle ; le second, moins abondant,
marqué par un soulèvement léger, arrivant après le précédent,
et produit par le resserrement de l'aorte (1).

On conçoit maintenant que dans la *polyémie* il puisse y avoir
un bruit artériel autre que celui qui est isochrone à la contraction du cœur, puisque l'on vient de voir qu'il peut y exister une
ondée sanguine mue par une force autre que celle du ventricule.
Seulement, comme l'ondée ventriculaire est plus forte que l'ondée aortique, le bruit de la première doit être plus intense que
celui de la seconde. Ces deux bruits cessent d'être séparés quand
la circulation est précipitée et que la polyémie est considérable ;

(1) Bien que les auteurs ne parlent pas de ce double pouls de la carotide dans les cas de bruits anormaux, il ne faudrait pas le regarder
comme une fiction de ma part. Il sera facile de s'assurer de son existence,
chez les personnes chlorotiques et un peu maigres.

alors, ils se joignent ensemble pour former une série continue dans laquelle il est ordinairement facile de distinguer le bruit de l'ondée ventriculaire, au redoublement qui revient d'une manière intermittente à chaque contraction du cœur (bruit de diable) (1).

Il me resterait à rendre compte des différentes formes des bruits artériels, qui peuvent être, comme l'on sait, soufflants, sibilants, musicaux, etc.. Mais il me semble que, dans l'état actuel des sciences physiques, il est difficile de préciser les différentes modifications de frottement qui produisent ces variétés de bruits. Tout ce qu'on peut en dire (et cela contre l'opinion générale), c'est que les bruits sibilants et musicaux proviennent d'un frottement moins exagéré que les bruits de soufflets, car ils coïncident avec un pouls moins plein que ces derniers; c'est un fait facile à vérifier chez les individus qui présentent successivement des bruits sibilants.

---

(1) On retrouve ici le même mécanisme que celui des soufflets de cheminée à vent continu.

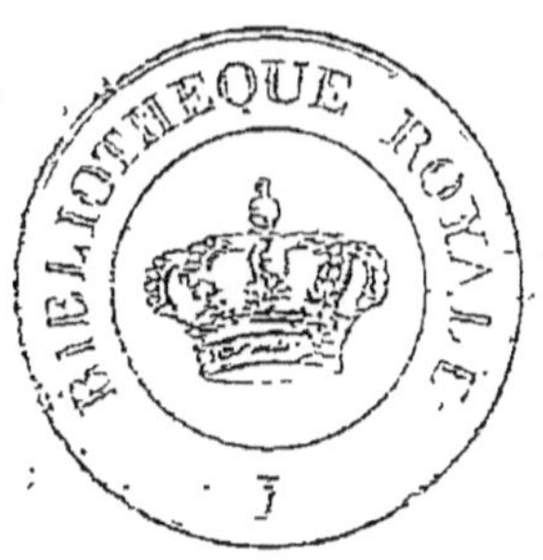

CONTRIBUTION

A L'HISTOIRE DES RUPTURES ARTÉRIELLES

ET DES

ANÉVRISMES DIFFUS

MÉMOIRE

LU A LA SOCIÉTÉ DE MÉDECINE ET DE CHIRURGIE DE LA ROCHELLE

PAR

LE DOCTEUR GUSTAVE DROUINEAU,

EX-MÉDECIN MILITAIRE.

AVEC PLANCHE.

LA ROCHELLE

Imprimerie de Mme Z. Drouineau, rue Grosse-Horloge, 6.

1869